子どものお口どう育つの？

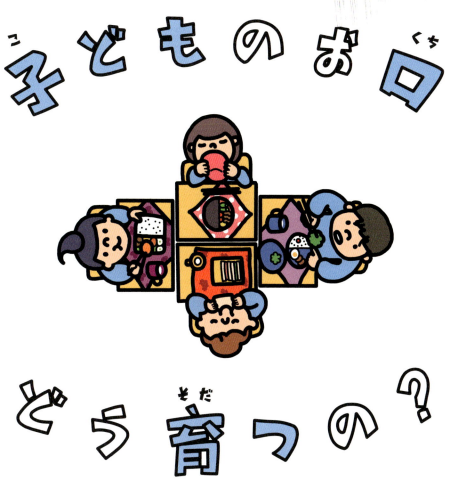

〜 口腔機能の発達がわかる本 〜

監修・解説／田村文誉　　解説／木本茂成　弘中祥司
絵／鈴木あつよ

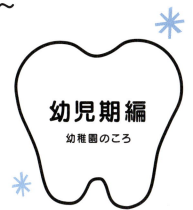

幼児期編
幼稚園のころ

医歯薬出版株式会社

この本について

　『子どものお口　どう育つの？』というタイトルのこの本を手に取ったあなたは、子どものお口について、ちょっと気になっていることがあったり、わからないことがあったりするということかと思います。

　子どもがうまれてくるとき、歯はまだ生えていません。次第に乳歯（子どもの歯）が生えはじめ、それが6歳前後で抜けはじめ、永久歯（大人の歯）が出てきます。子どもの口の成長はおおよそこうした感じです。

　ところで、いままで母乳やミルクを飲んでいた赤ちゃんは、歯が生えてくると次第に形のある食べものを口にするようになります。食べものをしっかり噛んで食べられるようになると、身体も成長していきます。

　また、赤ちゃんのころには大人をまねして声を発するようになりますが、成長するとしっかりと声を出し、会話ができるようになります。

　このように、子どもの口は「歯が生える」ということが、「噛んで食べること」、「身体の成長」「呼吸や発声、会話」などのさまざまなことにつながります。こうした口の役割を「口腔機能」といいます。

　この本は、そうした子どもの口腔機能について、おはなしでまとめました。おはなしのなかで、口腔機能がかかわるちょっと気になる点については、本のしたの部分にサインがあります（　歯と歯並び　、　食べること　、　身体・会話・呼吸　）。この「歯と歯並び」「食べること」「身体・会話・呼吸」はそれぞれ本の後ろに解説があります。口腔機能の発達・発育がどのようなものなのか、気になったらぜひお読みください。

　そして、子どもの口腔機能について気になることがあれば、ぜひとも、歯科医院に相談をしてみてください。歯科医院では、「むし歯をなおす」といったこれまでの治療に加えて、口の機能全体をみられるようになってきています。子どもの口を通して、全身の発達・発育のお手伝いができるかもしれません。

医歯薬出版株式会社

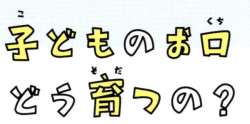
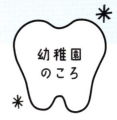

目次

おはなし …………………………………… P.02

［解説］
幼児期の歯と歯並び …………………… P.23
幼児期の食べること …………………… P.27
幼児期の身体・会話・呼吸 ……………… P.31

ご解説いただいた先生

［歯と歯並び］

木本茂成 先生
神奈川歯科大学大学院歯学研究科 口腔統合医療学講座小児歯科学分野 教授

［食べること］

田村文誉 先生
日本歯科大学附属病院 口腔リハビリテーション科 教授
日本歯科大学口腔リハビリテーション多摩クリニック

［身体・会話・呼吸］

弘中祥司 先生
昭和大学歯学部 スペシャルニーズ口腔医学講座口腔衛生学部門 教授

絵 / **鈴木あつよ**

デザイン / 株式会社トラック　アートディレクター　西村貴之

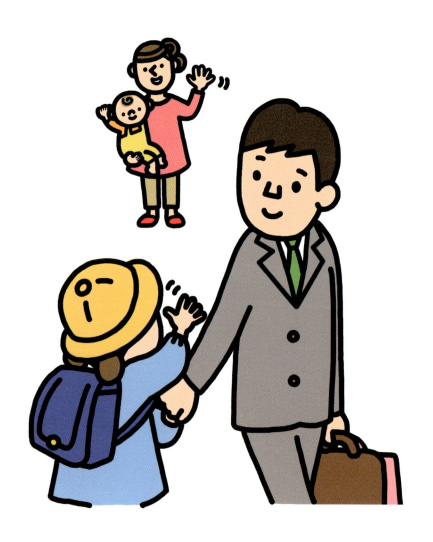

あさ、ようちえんに いく じかんになりました。

おとうさんと てをつないで いえをでます。

――いってきます!

―― きょうは　ようちえんで　なにをするの？

きっと、おともだちと　いろいろあそべるし、
ほんも　よんで、おひるには　おべんとうを　たべるんだよ。

―― それはそれは、とっても　たのしみだね。

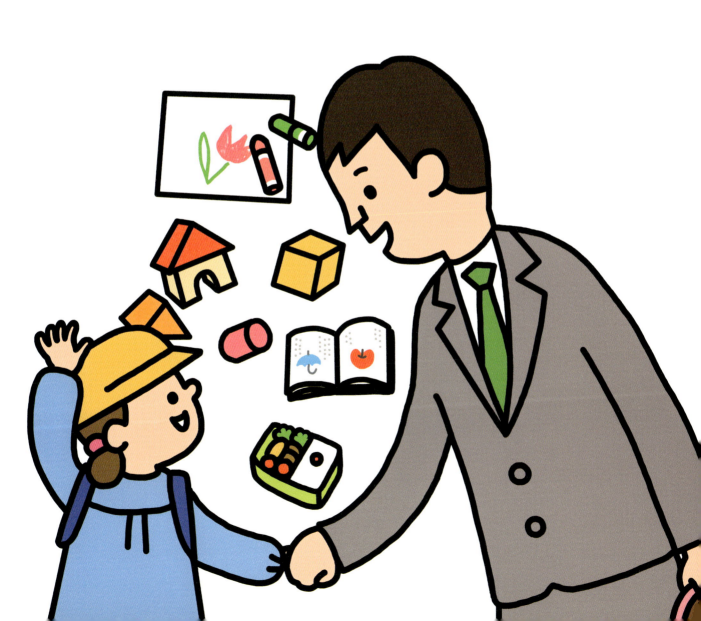

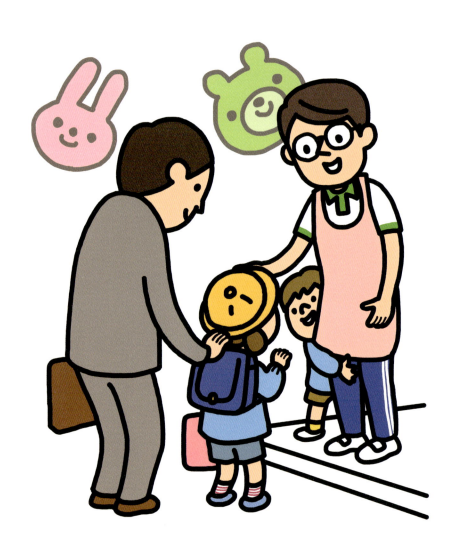

おはようございます。

　　　── おはようございます。

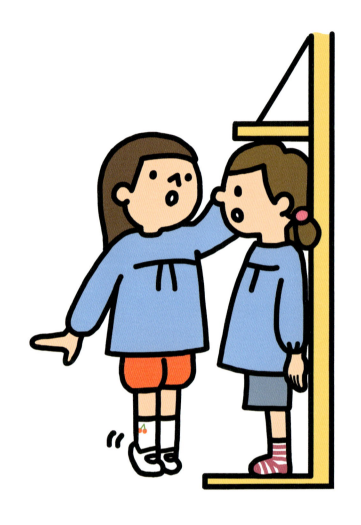

―― せのたかさ　すこしおおきくなったかな。

あれれ　このまえと　あまり　かわらないみたいだよ。

せんせいが　かみしばいをよんでくれます。

── これは　なにかな？

「すいか！」「すいた！」

「ごはん！」「ごあん！」

あれれ、いろいろな　なまえがきこえてくるね。

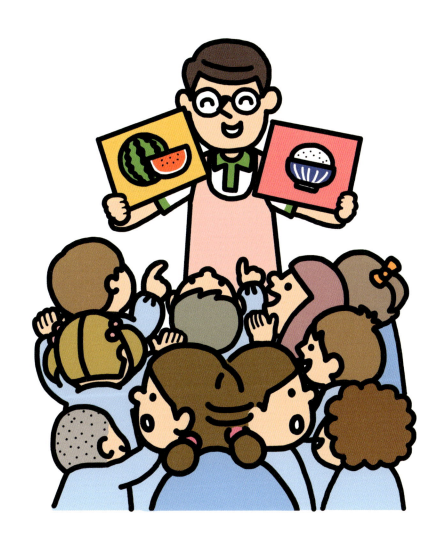

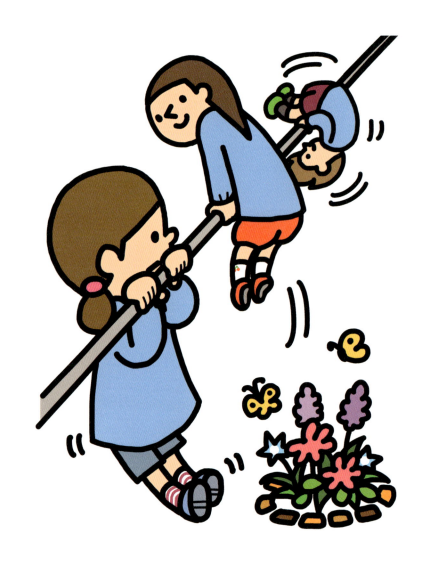

おそとに　でました。

——　てつぼうには、なかなかのぼれないんだよね。
ぴょん！って、のぼりたいなぁ。

キーン　コーン　カーン　コーン！

あ、おひるごはんの　じかんだ！

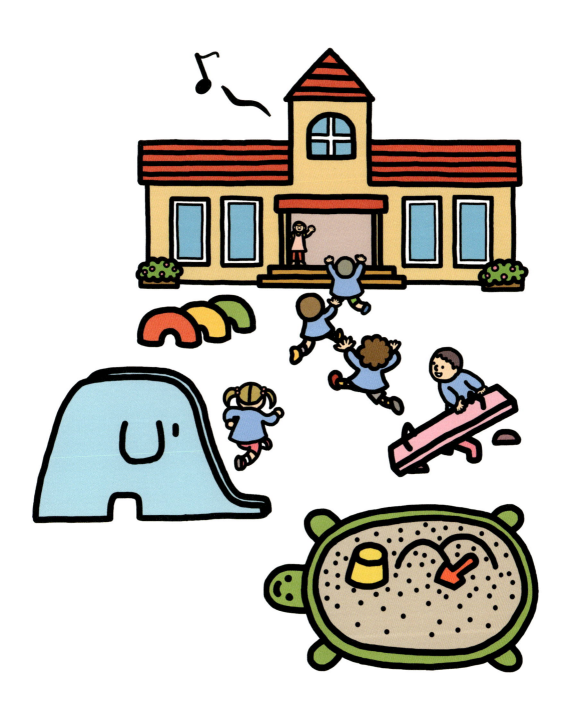

みんなで　いただきます！
きょうは　おうちから　おべんとうを　もってきています。

―― ぼく　これ　だいすき！
―― にがてな　おやさいが　はいっている
―― これ　たべたく　ないなぁ
―― きょうは　いっぱい　たべられそうだぞ

みんな　それぞれ
すきなものがあったり　にがてなものがあったり

では　おべんとうばこの　おはなしを　きいてみましょう。

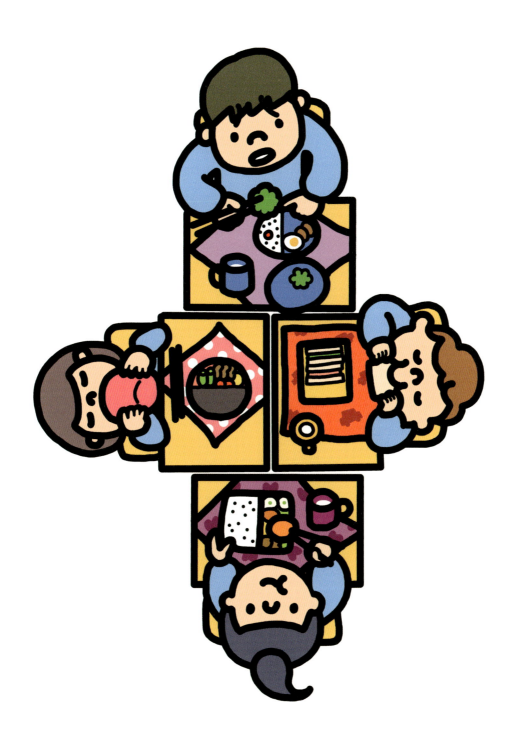

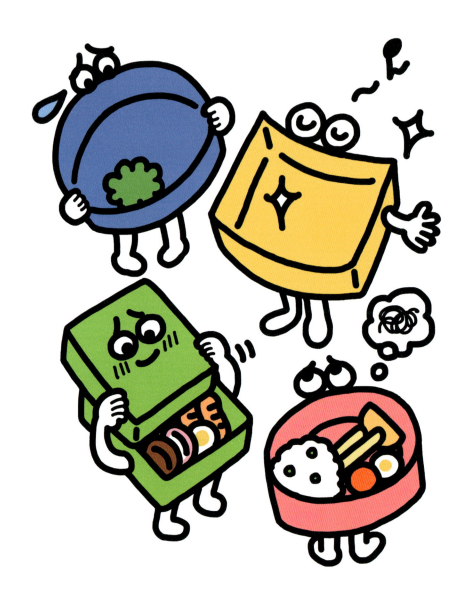

14

―― わたし　いつも

やさいが　のこっちゃうんだ

―― ぼくは　いつも

からっぽになってかえっているよ

―― ぼくには　だいたい　おなじものしか

はいっていないのだけど　なんでだろう

―― わたしも　たまには　いっぱい

ごはんを　いれてみたいなぁ

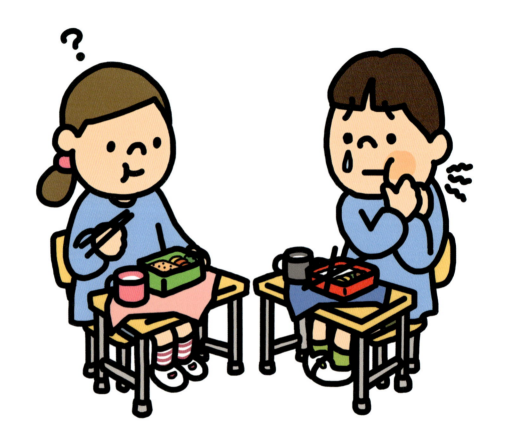

―― あれれ　あんまり　ごはんを
　　たべていないけど　どうしたの？

―― なんだか　はが　いたいんだ…

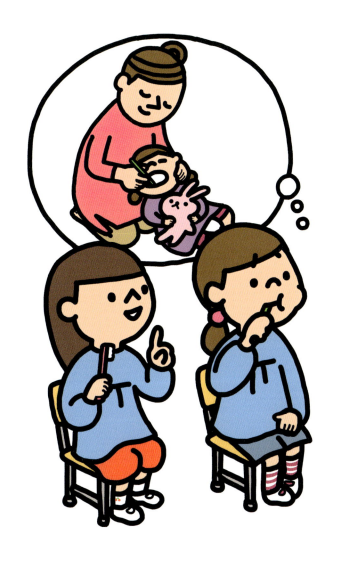

―― わたし　ひとりで

　　はみがきできるようになったよ

―― わたしは　おかあさんに　さいごは

　　みがいてもらっているな…

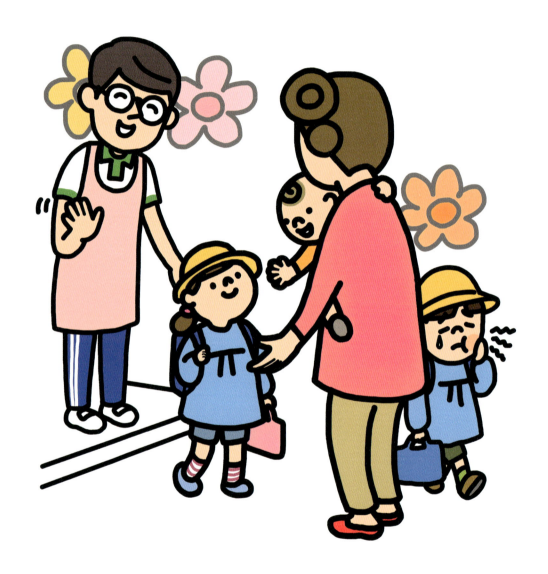

そろそろ　ようちえんから　かえる　じかんです。

おかあさんと　おとうとが　むかえにきました。

── せんせい　さようなら。　またあした。

はが　いたい　あのこは　だいじょうぶかな…

きょうは　せも

おおきくなって　いなかったし、

てつぼうにも　じょうずに　のぼれなかったな…

──あらあら、あそこの　こうえんで

　　もういっかい　てつぼうを　やってみましょう

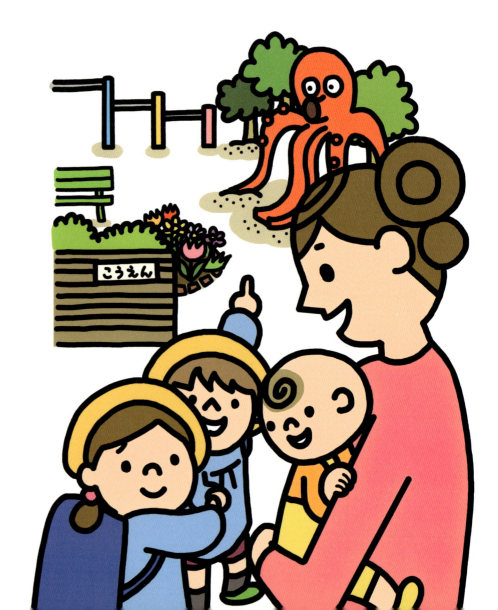

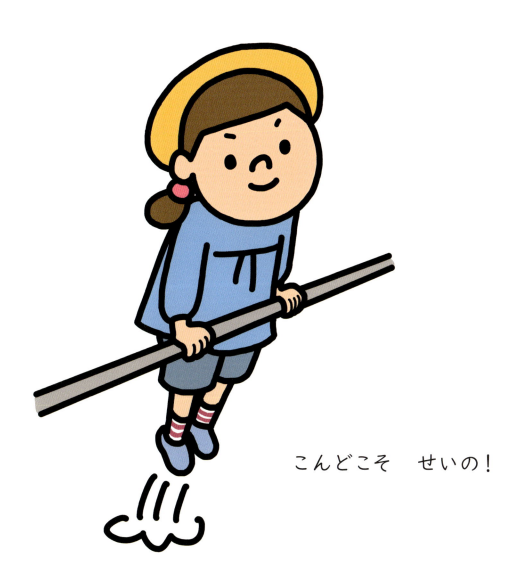

——おべんとうも　ちゃんと　たべているし、
きっと　おおきくなって　くれるわね！

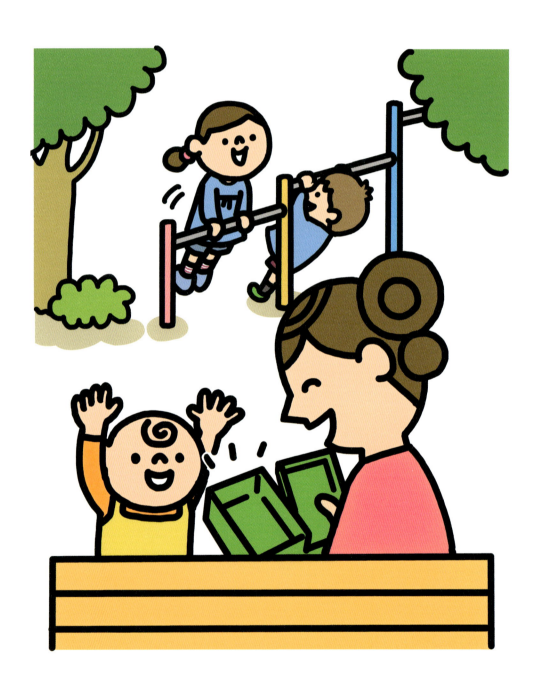

幼児期の
歯と歯並び

　幼児期は乳歯が生えそろい、かみあわせが安定してくる時期です。かみあわせが安定してくると、さまざまな食べものを食べられるようになり、かみかたやあごの動かしかたがわかるようになってきます。このため、この時期にはしっかりとした歯並びが揃っているのが理想です。そのため、むし歯などがあるとその後の歯ならびにも影響があるので、気になることがあれば歯科医院に相談をしてみましょう。

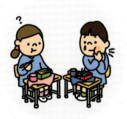
16ページ

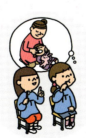
17ページ

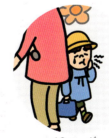
18ページ

「おはなし」のなかで出てきたこういったシーン、
実は歯と歯並びに関係があります。
気になることがあったら、ページをめくってみてください。

幼児期の歯と歯並びの発達と発育

　3歳ごろに乳歯（子どもの歯）が生えそろいます。そこから6歳ごろに永久歯（大人の歯）が生えはじめるまでは、乳歯の歯並びとかみあわせは安定しています。それは、さまざまな硬さや大きさの食べものを食べて、かみかたやあごの動かしかたを学ぶ大切な時期だからです。したがって、この時期にむし歯で歯が痛くなっていたり、歯を抜かなければならなくなったりすると、上手な食べかたを学ぶことができません。

　むし歯を予防することで乳歯を健康な状態に保ち、正しい歯並びやかみあわせを維持することが、その後の食生活と全身の栄養摂取の面からも大切です。お菓子をダラダラと長時間かけて食べることや甘い飲みものを飲み続けることは避けて、おやつは食べる時間を決めてできるだけ短時間ですませましょう。そして、子ども本人の毎日の歯磨き習慣をつけることが重要です。また、夜寝ている間は唾液の量が少なくなってむし歯が進行しやすいため、寝る前には保護者の仕上げ磨きとデンタルフロス（歯と歯の間の清掃に使う糸）の使用が必要です。何よりも、3〜6カ月に1度はかかりつけの歯科医院で健診を受けること、さらに歯へのフッ化物の塗布を受けることが、その後の永久歯をむし歯にしないために重要です。

幼児期の歯と歯並びチェックポイント

- [ ] 3歳ごろに乳歯が生えそろいます。そこから永久歯が生えてくる6歳くらいまでは歯並びとかみあわせが安定している時期です。

- [ ] 乳歯の歯ならびが安定しているころに、かみかたやあごの動かしかたを学びます。この時期に、きちんとした歯ならびが整っていることが重要です。

- [ ] むし歯ができてしまう時期でもありますので、保護者による仕上げ磨きやデンタルフロスを使いましょう。

乳歯列の模式図

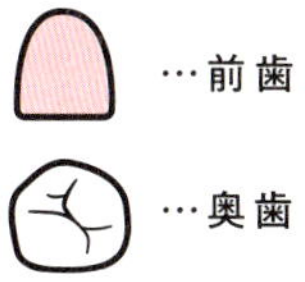

□ …前歯
▽ …奥歯

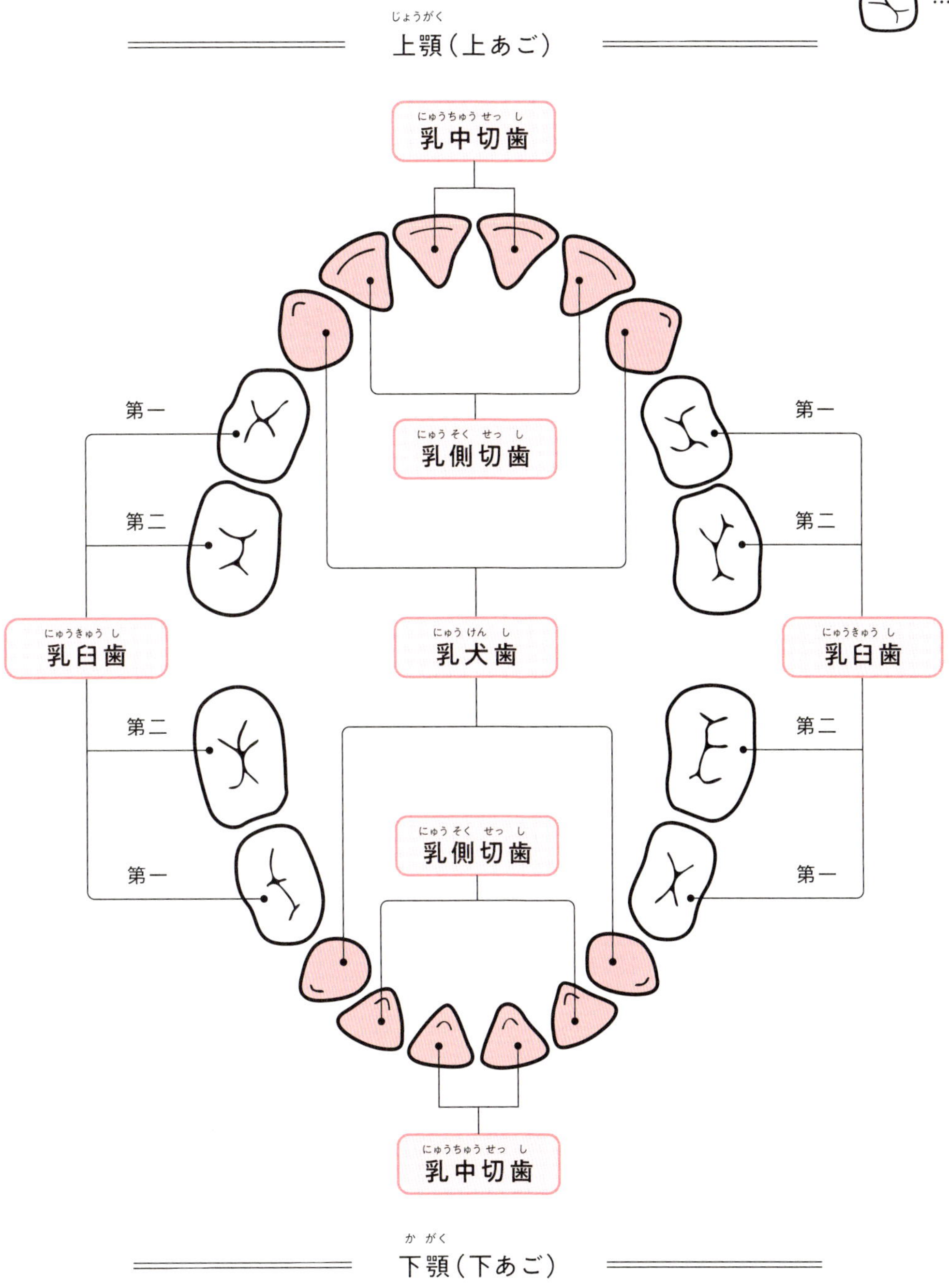

上顎（上あご）
じょうがく

乳中切歯
にゅうちゅうせっし

乳側切歯
にゅうそくせっし

第一

第一

乳臼歯
にゅうきゅうし

乳犬歯
にゅうけんし

乳臼歯
にゅうきゅうし

第二

第二

第二

第二

乳側切歯
にゅうそくせっし

第一

第一

乳中切歯
にゅうちゅうせっし

下顎（下あご）
かがく

25

幼児期の歯の発育と歯並びで歯科医院に相談できること

　乳歯の健康な歯並びとかみあわせを作るためには、むし歯を予防することが最も大切です。まずかかりつけの歯科医院を決めて、定期的に健診と虫歯予防の処置を受けることが理想的です。もし、お子さんの歯の色が変わってみえたり、穴があくなど形が変わっていたり、少しでも痛がったりするような様子があれば、迷わず歯科医院での診察を受けるようにしてください。もし、3歳児の歯科健診で歯並びの問題を指摘された場合には、その状態が母子健康手帳に記載してありますので、歯科医院でかみあわせについて相談を受けましょう。受け口（下あごが上あごより前に出ているかみかた）や、下あごが上あごより左右のどちらかにずれてかんでいる場合には、状態によっては早期の治療が必要になることがあります。その際には、指しゃぶりなどの口の周りの癖もかみあわせの異常の原因になりますので、3歳以降であれば止めるような指導を受けることができます。

　また、むし歯が進行して乳歯を早く抜いた場合には、永久歯が生えてくるまでの間に乳歯の生えていた幅を保つために、人工の乳歯のついた入れ歯などの装置が必要になることがあります。乳歯が抜けたままの状態を放置すると永久歯の歯並びの異常を招くことも珍しくありません。乳歯は永久歯が生えてくるまでの空間と時間を保つための重要な役割も果たしているのです。

幼児期の歯と歯並びで歯科医院に相談できること

- ☐ むし歯の予防のためには、定期的に歯科医院に通うことが必要です。
お子さんの口のなかについて気になることがあれば、歯科医院に相談してみましょう。

- ☐ かみあわせが整ってくる時期ではありますが、
ズレてかむ癖がある場合などは治療する必要も出てきます。

- ☐ もし、むし歯が進行して乳歯を抜かなくてはならない場合、
永久歯が生えてくるまでのスペースを確保する人工の乳歯などもあります。

幼児期の
食べること

　3歳を過ぎると乳歯の歯列が完成し、さまざまなものが食べられるようになります。また、食具も使いこなせるようになり、食事の幅が広がります。その分、「食べること」で気になることが出てくる時期でもあります。

　発育の度合いには個人差がありますが、極端に遅れていたり、気になることがあれば歯科医院に相談し、そこからさまざまな別の専門家につなぐこともできます。

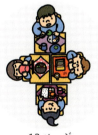
13ページ

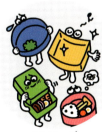
14ページ

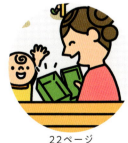
22ページ

「おはなし」のなかで出てきたこういったシーン、
実は食べることに関係があります。
気になることがあったら、ページをめくってみてください。

幼児期の食べることの発達と発育

　3歳ごろになると一般的には乳歯（子どもの歯）はすべて生えそろい、成長とともに咀嚼力（噛む力）も強くなります。手の機能も上達して、箸を使えるようになっていきますが、まだ正しい握りかたができない場合も多くみられます。食べこぼすことも減りますが、食事に集中していなかったり、捉えるのが難しい食べものだったりすると、こぼしてしまうこともまだまだあります。自分で食べられるようになっている時期ですが、家では甘えて食べさせてもらいたがることもあるかもしれません。

　それまでみられていた、お母さんやお父さんなど保護者への拒否（いやいや）は減ってきます。保育園や幼稚園など、集団活動が増えるので、友達関係が作られることで、食事の場面でも、みんなと一緒に協力する、楽しく食事をする、といったことが増えていきます。

幼児期の食べることチェックポイント

- ☐ 3歳ごろで乳歯が生えそろい、かむ力も出てきます。
  また、食具も使えるようになってきますが、
  箸などはまだ正しく使いこなせない場合があります。
- ☐ 捉えるのが難しい食べものの場合、まだまだこぼしてしまう場合もあります。
- ☐ この時期には保育園や幼稚園での集団活動の機会が増えます。

幼児期の食べることで歯科医院に相談できること

母乳やミルクをやめられない

　3歳を過ぎても母乳やミルクを飲んでいるお子さんもいます。現在、母乳に関しては「子どもが離れるのを待つ」という考えかたが基本になっており、無理に引き離す必要はありませんが、いつまでも母乳やミルクが続き、栄養が偏っては意味がありません。また、寝る前に飲ませてそのままになってしまうと、むし歯ができやすくなるという弊害もあります。この時期になったら、そろそろ母乳やミルクをやめる方向で考えていきましょう。

飲みこむときに舌が出る、固いものが噛めない、食べ物を口に溜める

　3歳以降は乳歯が生えそろい、正しく飲みこむ力（嚥下力）、かむ力（咀嚼力）がついている時期です。うまく飲みこんだりかんだりできない場合には、歯の生えかたや、口の動かしかた、食べる意欲などに問題があるかもしれません。どのようなことが原因になっているかを調べ、子どもに合った食べものや食べさせかたを見つけていく必要があります。

食べることが進まないとき

　3歳以降になると、集団生活が始まります。家庭という安心できる場所で生活していたのが、ひとりで外に出ていくことになるため、それまで感じたことのなかったストレスなどもあるかもしれません。また、遊びが足りない、おやつばかり食べてしまう、なども、食事が進まない原因になります。これらの原因を考慮しても、極端に食べるものが限られている偏食や、食に興味がない、食事に集中できない、栄養が足りない、といったことが続く場合には、必要に応じて、医師や管理栄養士などへの相談につなぎます。

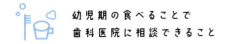
幼児期の食べることで
歯科医院に相談できること

自分で食べるのが下手だったら

　3歳以降では、箸の使用が始まりますが、まだ上手に操作できないお子さんも多くいます。スプーンやフォークの操作は上手になっている時期ですが、口いっぱいに詰め込んで喉に詰まらせる、食べこぼす、正しい姿勢で座っていられない、といったことがある場合には、必要に応じて食べ方の練習をしたり、作業療法士などの専門家に繋げます。

幼児期の食べることで歯科医院に相談できること

- ☐ 乳歯が生えそろい、かんだり飲み込んだりすることを学ぶ時期です。
食べ方に気になることがあれば歯科医院に相談してみましょう。

- ☐ 偏食や、食べる量が極端に少ないなどの場合、
さまざまな原因が隠れていることがあります。
歯科医院から、専門の医師や管理栄養士などにつなぐことになります。

- ☐ 食具を使えるようになる時期ですが、まだ上手に使いこなせない場合があります。
食べかたの練習なども必要な場合がありますので、
気になることがあれば歯科医院に相談してみましょう。

幼児期の
身体・会話・呼吸

　幼児期では身長が大きく伸び、それに従って体重も増えていきます。こうした成長については個人差がありますが、「肥満」や「やせ」といった問題が出てくることがあります。

　このころになると、口から、さまざまな音を発音できるようになり、会話を進めることができるようになります。ただし、歯の生えかたや口の成長の度合いによっては、発音が難しい音があるようです。

　また、頻繁な口呼吸（口で呼吸すること）には何らかの原因があるかもしれません。今後の成長に影響があるかもしれませんので、気になることがあれば、歯科医院などに相談をしてみましょう。

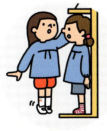
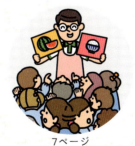

6ページ　　　　7ページ

「おはなし」のなかで出てきたこういったシーン、
実は身体・会話・呼吸に関係があります。
気になることがあったら、ページをめくってみてください。

幼児期の身体・会話・呼吸の発達と発育

● **身体**

　幼児期では、一般に1年間で身長が7cm程度伸びます。また、体重も1年間で1.5kg程度増えることになります。発育には個人差がありますので、まずは母子健康手帳などに記載されている成長発育曲線などを参考にするとよいでしょう。

　また、幼児期の身体の発育の指標として、「カウプ指数」が挙げられます。

$$カウプ指数 = [体重(kg) \div 身長(cm)^2] \times 10^4$$

22以上	太りすぎ
22〜19	優良
19〜15	正常
15〜13	やせ
13〜10	栄養失調症
10以下	消耗症

　成長には差があるものですが、22以上の「太りすぎ」、13以下の「栄養失調症」の値が出た場合は要注意です。

● 呼吸や声

幼児期では、さまざまな音が発音できるようになります。

4歳前半	母音、カ、タ（ツを除く）、 ナ、ハ、マ、ヤ、ワ、ガ、ダ、バ、パ、ジャ行
4歳後半	シ音、シャ行
5歳前半	サ行、ツ音
5歳後半	ラ、ザ行

ただし、構音（声で音を出すこと）の完成は非常に個人差が大きく、就学するまで（6歳まで）は様子をみてもよいと考えられています。

幼児期の身体・会話・呼吸チェックポイント

☐ 体格については、身長・体重とも大きく伸びる時期です。
その程度は、母子健康手帳やさまざまな指標などを参考にするとよいでしょう。

☐ 同時に、肥満ややせといった問題も出てくることがあります。

☐ 声も、さまざまな音を発することができるようになります。
ただし個人差も大きいので、ある程度は様子をみることになります。

幼児期の身体・会話・呼吸で歯科医院に相談できること

● 身体

　母子健康手帳などに記載されている標準的な身長や体重から外れると、不安になるものです。また、幼児期は肥満ややせなどの問題が生じ始める時期です。ただし、身長・体重の発育は「歯の生えかた」や「食べること」とも関係があり、様子をみることも必要です。不安に思うことがあれば、歯科医院に相談することもできます。

● 呼吸や声

　構音については個人差が大きく、前のページに示した通りの発声ができなくても、むやみに不安になることはありません。就学の頃までは様子をみても大丈夫と考えられています。とくにラ行の音は小学校入学前後で10％の子どもが確立をできていないといわれています。ただし、唇が閉じられない、舌の動きが悪い、歯並びが悪いなどの理由で声がうまく出せない場合は歯科医院に相談してみましょう。耳鼻科や言語聴覚士などの他職種とも連携して対応を進めます。

　また、口呼吸がある場合は要注意です。口呼吸が顕著であると、歯並びやかみ合わせにも影響が及ぶ場合があります。口呼吸は慢性副鼻腔炎や口蓋扁桃、アデノイド肥大といった疾患が背景にあることがあります。気になったら、歯科医院などに相談をしてみるとよいでしょう。

幼児期の身体・会話・呼吸で歯科医院に相談できること

- ☐ 身長・体重の伸びは個人差があります。
  極端な肥満ややせなどがあれば、相談をしてみましょう。
- ☐ 発声についても個人差がありますが、唇が閉じられない、舌の動きが悪い、歯並びが悪いなどの原因による場合があります。こうした場合には歯科医院で対応することができます。
- ☐ 口呼吸がある場合、疾患が原因になることがあります。気になることがあればさまざまな専門家につなげることができますので、まずは歯科医院で相談をしてみましょう。